聽～音樂比你想得更療癒，音樂治療30響

賴欣怡、廖珮岐、邱婷婷、李一萱、崔立——著

目錄

Part B

傾聽，請聽！

Part C

有關音樂治療可能會有什麼迷思？

Part D

音樂治療哪裡找？

Part E 成為音樂治療師的學習歷程

序言

「音樂」往往是有如細雨潤無聲地淺移默化在我們的生活裡，相信大家一定有過這樣的經驗：當你正在聆聽某首歌曲時，心中卻不知不覺地浮起某種悸動或是同理的感受。音樂能快速地轉化人們的情緒，甚至影響我們的生理與心理健康。而「音樂治療」對大眾來說也不再只是個陌生的名詞而已。在國外，音樂治療已經是個成熟的專業，具備集音樂、醫學與心理學為一體的新興專科。但在臺灣，雖已經發展二十多年之久，卻仍需要付出更大的努力來予以普及。此書籍是由五位專業音樂治療師所撰寫，希望藉由我們的臨床經驗、醫學的實證研究與知識，幫助人們更深更廣地理解音樂治療的裨益。

音樂治療的歷史與發展

音樂治療在西方

將音樂作為治療工具的想法淵源於遠古時代。在就讀研究所時，令我們印象最深刻的音樂治療緣起，可追溯到古希臘文明的巫師身上——這些神與人之間的中介，他們利用人籟，吟唱和歌詠，來改善人們的疑難雜症。稍後的文獻，亦曾白紙黑字明白地記載了著名的古典樂曲作家巴哈，接受過一項特別的委託：為某位長期被失眠難題所困擾的伯爵創作具療效的樂曲來改善睡眠。但就較嚴格的意義而言，最早有關音樂與療癒的文章，是於一七八九年發表於美國哥倫比亞雜誌上的〈音樂身體〉；第一個系統性地研究音樂與治療相關影響是發生在約一八〇〇年的美國紐約。

而音樂於醫學療癒的使用與重視則開始於二次世界大戰期間，那時許多傷兵的身體與心理都受到了很大創傷，死亡率很高。有些業餘音樂家志願到醫院彈奏樂曲給傷兵聽，而醫療人員也於此發現傷兵的生理與心理的復原速度相對加快了很多。後來，不少醫院也開始招聘音樂家到醫院服務，這也引起了人們對於音樂治療影響力的興趣。結果，一九四四到一九四六年短短兩年時間，美國密西根州立大學和堪薩斯大學先後創立了音樂治療系所，開始培育專業的音樂治療師。一九五〇年美國成立世界第一個音樂治療協會，一九五八年英國也成立了協會。接下來，許多歐洲國家，例如荷蘭、瑞典、德國，還有澳洲及加拿大，紛紛建立了系所以及協會。全球目前有約兩百多個國家設有其本國的音樂治療協會，並且持續穩定地發展至今。

一九七四年，世界音樂治療大會於法國召開，之後每兩到三年開會一次。這些與會的治療師們一致同意必須建立起一個全球統一的標準，於是在一九八五年正式成立了世界音樂治療聯盟組織大會，並且每三年開一次大會。

現今音樂治療在國外的發展是比較成熟的，以澳洲為例，遠在一九七八年，第一個培訓學系就在墨爾本大學由荻尼絲．郭基（Denise Grocky）女士創辦，持續至今。經由諸多音樂治療師長年的努力，音樂治療終於在二〇〇二年正式列入澳洲的專業醫療系統，促進更多醫學領域專家的交流與學術研討機會，並開展更多音樂與醫學的相關研究計畫，音樂治療的價值得以在醫學界受到應有的重視，也讓音樂治療的發展更廣闊、更普及化。目前澳洲已有三所大學在培訓音樂治療師，並有多所醫院、特殊教育機構、療養院、學校等，提供專業的音樂治療課程。此外，澳洲的音樂治療協會也有權頒發認證證書給那些通過畢業考試及並實習課程的音樂治療學生。

音樂治療在國際上的發展藉著很多實證研究的例子，讓人們更加理解非口語性的治療方式。此外，也有更多的腦神經學家、醫師、護理人員、心理師、教師投入將音樂治療融合本身專業的研究裡，讓音樂、治療、醫學、教育彼此結合，相得益彰。

音樂治療在亞洲

亞洲地區，日本、中國、韓國、香港各大學院校皆開設有音樂治療系所以培訓治療師，也有音樂治療協會。日本全國共有十五個培訓音樂治療師的學士課程，也有在地的協會授予認證證書。中國大陸則有七個培訓學校，但在認證方面還在努力中。由高天教授帶領的團隊非常積極地將許多大型的音樂治療國際大會帶入中國，希望藉由這樣的方式推動內地的發展。

反觀臺灣現況，音樂治療的接受度的確提升很多，越來越多醫院的復健科、精神科以及安寧中心設立了服務課程。而目前執行的模式大都是在診所、治療所、基金會以及個人工作室，服務的領域也以早期療育、特殊教育、復健、樂齡者為主要族群，至於培訓在地的音樂治療學生也還在繼續努力中。臺南藝術大學曾在二〇〇四年設立了音樂治療組，可惜的是，僅維持了短短四年，到了二〇〇八年，便停止招收新生了。現在有些大學相關系所也有音樂治療的學分課程，包括音樂系、心理系、幼保系等，或是在推廣教育中心裡，也會有這樣的課程規劃。二〇一五年，輔仁大學成立在職專班的音樂治療組別，只是更加嚴謹的專業培訓學系仍然需要時間的醞釀。

在臺灣的中華民國應用音樂發展協會，成立於一九九六年。是由一群有志於推廣臺灣音樂治療工作的專業音樂治療師及音樂界、特殊教育界、醫療及諮商輔導界的熱心人士組成。協會成立至今已有二十年之久，還沒有一個系統性的培育人才計畫或是認證制度，由此可見，這個專業還有待更多有志之士的投入與推廣才能更加蓬勃發展。目前大部分的音樂治療師都是從國外修讀回國執業的，社會局承認國外音樂治療師的證照或有三年的實務經驗，就能在早期療育機構或是單位服務，而音樂治療也列入在療育補助。

音樂治療的理論與應用

音樂治療有任何的醫學理論嗎？我們可以回歸到「音樂與人體生理反應」上做探討。腦神經學家丹尼爾．列維廷博士（Dr. Daniel J. Levitin）在其著作《迷戀音樂的腦》（This Is Your Brain on Music：The Science of A Human Obsession）中提及：「當我們在從事音樂活動（聆聽、歌唱、演奏、舞動）時，腦內許多部位都被活化起來，包括額葉、感覺皮質、運動皮質、聽覺皮質、視覺皮質、語言中樞、杏仁核等。而這些部位正是掌管人體的口說表達、肢體動作、情緒行為的。」正因如此，當音樂治療運用於個案身上時，由於音樂活動活化大腦諸多部位，所以成效是很明顯的。很多研究發現，聽覺皮質與動作皮質是互相聯繫的，這解釋了人們聽到音樂會不由自主地翩翩起舞的生理因素。近年，音樂也被應用在醫學治療的疼痛處理上，這是因為研究發現大腦在處理音樂時的記憶空間大過於處理疼痛訊息的空間。所以，越來越多燒燙傷病患或是年幼的孩童，在醫院接受醫療行為（復健、抽血、打針、手術）時，往往會伴隨音樂治療師的協助，讓療程進行得更加順利。但是，也曾經有過把音樂治療當成主流方法來與個案互動的例子，例如治療有情緒表達障礙的個案，或是早期療育的介入。

再來，音樂與長期記憶的聯結從很多阿茲海默症病患與腦傷病患中可以看到明顯成效。奧利佛．薩克斯（Oliver Sacks）醫師是位相當推崇音樂治療的學者，他也是個腦神經學家，在他的臨床病例與著作中，記載著他關於音樂如何影響患者心理與生理功能性進步的觀察。其中，一位患有腦瘤的個案，在手術後失去記憶功能與表達能力，但在復健的過程中卻發現到音樂能把他帶回某個時期，而語言功能也跟著回復的情形。此個案接受了薩克斯醫師的音樂治療課程，而他的故事也被記錄在電影《最後的嬉皮》（The Music Never Stopped）中。

所以，從生理回饋探討音樂治療與醫學理論，就不難發現：其實，大腦並沒有單一的音樂中樞，很多區域都在回應音樂性活動。正因為掌管全身運動與行為的大腦如此深受音樂的影響，進行音樂治療之後，很多症狀便能得到改善。神經學音樂治療師麥克・陶博士（Dr. Michael Thaut）經過多年的研究發現，音樂治療活動的節奏刺激（rhythmic auditory stimulation）可以改善帕金森氏症患者的走路步調，而節奏與說唱結合的活動可以協助重建腦傷病患的語言功能。音樂治療師海倫・休麥博士（Dr. Helen Shoemark）在早產兒與音樂治療的研究中也獲得很大肯定，在她的研究中，音樂治療活動裡的歌唱可以協助平穩早產兒的生理功能（心跳、呼吸），幫助他們更早恢復自主呼吸。另外，許多音樂治療師與醫療人員所共同關注的研究，即是音樂與疼痛的相關研究，他們都在諸多實證裡看見了功效。最新的研究是將人的心跳聲融合在音樂裡，可以作為安寧病房的道別曲，或是在院病患的激勵曲，聽見自己的心跳聲強而有力，可以振奮病患繼續抵抗病魔的決心。

從以上提及的幾個簡短例子就可看出，音樂治療與醫學是需要相輔相成來達到協助病患的最大成效。雖有學派說明聆聽特定音樂能影響腦波讓人變得平穩，甚至有效醫治多種疾病，諸如心臟病、失眠、癌症等，但這些說法目前尚未有足夠的研究及文獻支持。音樂治療處理的是人的外在行為（情緒、功能），醫療針對的則是人體內在侵入性行為（手術、用藥），兩者彼此合作，才是最理想也是能達到最大裨益的方式。在這裡，必須特別澄清一項關於「聆聽就是音樂治療」的迷思：實際上，單純地「聆聽」，而沒有音樂治療師設計的課程或是陪伴，只能說是「自我療癒」的一種，而不能視為音樂治療。

權威級的音樂治療師肯尼斯・布魯夏（Dr. Kenneth Brusica）對於音樂治療的定義是：「音樂治療是一個結構式的介入模式，是音樂治療師使用設計過的音樂活動與跟個案在治療過程中的互動關係所發展出來的動力，來協助個案促進健康。」簡短幾句話就重點說明了，音樂治療注重的是「結構式」的音樂活動，及與個案的「互動關係」。而之後所發展出越來越多的學派中，也可以看見此一精髓的延續。以下幾個學派是較多學校選擇使用的：音樂引導想像（Guided Imagery and Music）、認知行為音樂治療（Cognitive Behavioral Music Therapy）、諾朵夫—羅賓斯創造性音樂治療（Nordoff-Robbins Music Therapy）、心理動力取向音樂治療（Psychodynamic Music Therapy）、神經學音樂治療（Neurologic Music Therapy）、人本音樂治療（Humanistic Music Therapy）。

目前的臨床實證研究，越來越多跟醫學團隊合作的專案，這樣的方式讓治療師與醫療人員共事，能同時照顧到心理與生理的健康。舉例來說，現在不少醫院都聘請了駐院音樂治療師，藉著他們在病床旁與個案的互動，大大減低了病患在醫院的緊張與不舒適感，也有效提升醫療作業的配合度（抽血、換藥）及成效。此外，研究也證實，音樂可以協助的年齡層沒有限制：由小到老，從出生到死亡；可以協助的醫療範圍非常廣泛：包括心理與生理障礙的重建與恢復，從早產兒、發展遲緩、特殊教育、青少年、成人精神疾病、帕金森氏症、失智症、中風、安寧等。

音樂治療在臺灣的確還算是個很新興的方式，「新興」這個詞意味著在地普羅大眾的接受度和瞭解程度都有待提升。音樂治療這個專業在國外已經受尊重與受用很久了，請大家帶著輕鬆的心情繼續閱讀，我們希望能藉由深入淺出的「Q＆A」的寫作方式來答覆一些常見的問題，讓大家對於這個專業有更深一層的認識，更希望這樣的認識能幫助到更多需要協助的人們。

PART A

音樂比你想得更療癒！

Q1

音樂治療的理論基礎是什麼？

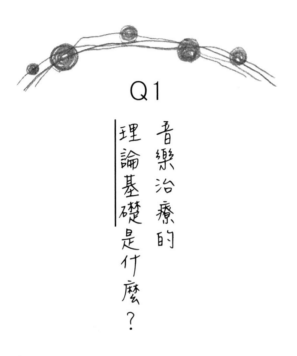

Play music with them, NOT at them

與他們一起彈奏而不是對他們演奏

諾朵夫—羅賓斯（Paul Nordoff 和 Clivie Robbins）創造式音樂治療法的創辦人曾說過以上一句這麼經典的話，馬上區分了音樂治療與音樂教育及聆聽。

音樂治療並非靜靜躺在診療椅上，讓音樂治療師為個案針對不同需求播放不同音樂，藉此就能讓個案好起來。事實上，音樂治療相當重視治療師與個案間的關係建立及互動，並且大都以現場音樂為主，如果是聆聽音樂也只是音樂治療中的其中一個環節而已！

音樂治療最主要的基礎就是每個治療師都必須具備一定程度的音樂能力，不論是演奏技巧或是樂理知識。那麼，音樂治療的理論何在呢？綜觀目前幾個主流學派的論述，不難發現，音樂治療莫不以心理治療（Psychotherapy）為出發點，舉例來說：

一、**心理動力音樂治療學派（Psychodynamic Music Therapy）**：包含了佛洛伊德（Sigmund Freud）和梅蘭妮・克萊因（Melanie Klein）的精神分析法、丹尼爾・斯特恩（Daniel Stern）的母嬰關係理論、約翰・鮑比（John Bowlby）的依附關係、唐納・威尼科特（Donald Winnicott）的客體關係理論。

二、**人本音樂治療學派（Humanistic Music Therapy）**：有馬斯洛（Abraham H. Maslow ）人本主義法、卡爾羅傑斯（Carl Rogers）個人中心學派。

三、**音樂引導想像學派（Guided Imagery and Music）**：有榮格（Carl Gustav Jung）的人格理論與超個人心理學（ Transpersonal Approaches）的結合

四、**認知行為音樂治療學派（Cognitive Behavioral Music Therapy）**：有馬克斯・馬爾茲比（Maxie Maultsby）的理性行為療法（Rational Behavior Therapy）、艾倫・貝克（Aaron Beck）的認知治

療（Cognitive Therapy）、唐納・麥欽邦（Donald Meichenbaum）的認知行為矯正法（Cognitive Behavior Modification）。

音樂治療專業是與「人」互動的工作，因此必須有心理學理論作為基礎，清楚人的特性、行為再進行分析整合會更加完整。近期發展出來的神經學音樂治療學派（Neurological Music Therapy）則是以醫學生理反應為基礎來執行，這讓音樂治療與醫學的結合更為具體化，由於成效相當明顯，使得更多醫療專業者願意主動投入相關研究或是將音樂治療納入專業團隊裡。

簡單來說，音樂治療是以音樂為媒介，讓個案在安全且舒服的環境中成長和改善；而其理論基礎包括音樂、教育、醫學、復健、心理這幾個領域的結合。每個修讀音樂治療的學生都必須一定程度的音樂知識與演奏技巧，也必須研修醫學病理跟心理學。

目前，全球已經發展出諸多音樂治療學派，每個派別的基礎理論略有差異，我們在下面列出了幾個常見的學派並做一簡單介紹。

心理動力音樂治療
Psychodynamic Music Therapy

從起源的佛洛伊德到本我心理學、客體關係理論、自我心理學。治療師以即興演奏的方式帶入心理動力的心理治療。治療師和個案間的音樂和心理治療關係展示在移情和反移情中。治療師覺察個案過去經驗對他／她現在的影響，也會提出問題背後的意義。

音樂引導想像音樂治療
Guided Imagery and Music

GIM 是由海倫邦妮博士（Helen Bonny）在一九七〇年開始發展，此取向在幫助個案達到意識上的專注與自我察覺，藉由音樂治療師的引導使用古典音樂來協助個案探索自我。後來，也慢慢開始使用非古典音樂。在最初的設計，此取向是一對一的治療課程，但近期也漸漸發展出團體的音樂引導想像課程。

諾朵夫——羅賓斯創作性音樂治療
Nordoff-Robbins Creative Music Therapy

由一位美國的作曲家諾朵夫博士（Paul Nordoff）及一位英國的特殊教育羅賓斯博士（Clive Robbins）所共同創立的音樂治療法，這種治療法是在一九五九至一九七六年慢慢發展出來的，這是一個相當知名的音樂治療法，在世界各地都有完善的教學，包括英國、德國、美國、澳洲、日本、南非、加拿大、挪威等國。在剛開始發展時，是以特殊兒童為主，他們認為，音樂是接觸兒童的最好媒介。在後來的發展，除了兒童以外，也發展到各個不同族群，例如青少年、成人、長者等各年齡層。此種治療法非常著重治療師的音樂技巧，以即興音樂的方式，藉著當場案主的能力，進行音樂互動，讓案主透過其內在創造力，運用自我實踐的方式來克服肢體、語言、認知、情緒、心理等方面的障礙。

神經學音樂治療
Neurological Music Therapy

神經學音樂治療（Neurologic Musical Therpay，簡稱NMT），是由Michael Thaut博士以及美國科羅拉多州立大學「音樂神經研究中心」共同發展出來的。NMT是由一系列在科學方面，主要針對神經系統疾病所導致的感覺、認知或運動功能障礙，採用感覺運動知覺訓練、言語及語言訓練、認知訓練等技術來進行的音樂治療。NMT經常應用於腦中風、腦傷、植物人、帕金森氏症、多發性硬化症等神經系統疾病患者。除此之外，也應用在自閉症、阿茲海默症、心肺康復以及其他與認知、動作及溝通相關的神經疾病等。

認知行為音樂治療
Cognitive Behavioral Music Therapy

認知行為音樂治療是由行為主義和認知治療理論而來，而此理論認為我們的想法、感受和行為是緊緊相扣的，且是在我們所能控制的範圍之下的。此取向包含傳統的音樂治療以及新的認知行為技巧。

人本音樂治療 Humanistic Music Therapy

音樂治療人本主義取向是由人本主義而來，此取向認定所有人都有天生的本能，能夠發揮自己潛在的力量維持自我的健康。音樂治療師可以應用此人本取向在各種相關治療上。

美國音樂治療協會對音樂治療的定義：

音樂治療是具臨床以及實證背景，以音樂介入去建立治療關係以達到不同治療目標。必須由完成音樂治療訓練之合格音樂治療師來執行。音樂治療可運用於協助個案生理、情緒、認知、社會互動。音樂治療師透過評估個案的需求以及能力後，依不同情況給予治療，包含創作、歌唱、律動和聆聽音樂。透過音樂的治療情境使個案能力達到提升和加強，同時增進個案生命中其他面向發展。音樂治療同時提供給使用文字語言表達有困難的個案一個溝通的途徑。研究調查指出音樂治療在各種不同領域提供有效的支援，例如：身體復健、協助身體律動平衡、增加參與治療動機、提供情緒上的支援及表達情緒等等（AMTA美國音樂治療協會http://www.musictherapy.org/about/quotes/）。

世界音樂治療聯盟：

音樂治療是指由合格音樂治療師，使用音樂和／或音樂的聲音、節奏、旋律及和聲，與其個案或團體，在一個合乎肢體、心智、社會和認知需求情況下，經由設計來促進並增進個案或團體的溝通、關係、學習、表達、組織，以及與治療相關的主題之過程。音樂治療是針對樂治療個人潛力發展和／或重新儲存個人功能，使他／她可做預防、復健及治療。〔張乃文，《兒童音樂治療》（台北：心理出版社，二〇〇四年）。〕

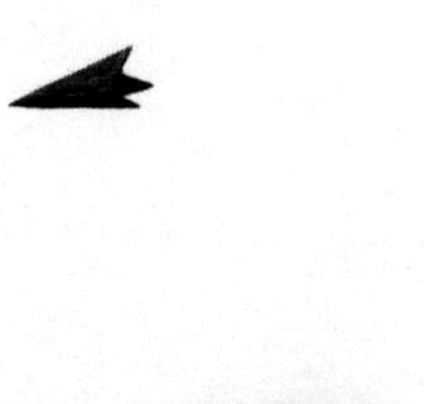

Q2

為什麼現代人需要音樂治療？

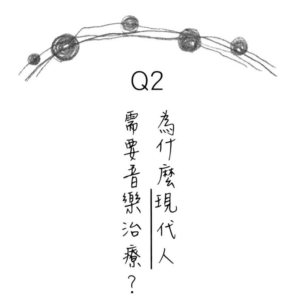

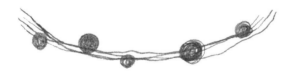

從音樂治療的歷史來看，並非到了「現代」人們才需要音樂治療，甚至也不是直到「現代」才有音樂治療的出現，更不是只有在無法使用藥物的情況下才需要音樂治療。根據前面所提到音樂治療的歷史，我們知道，其實早在史前時期人們就開始使用音樂在重要儀式上了，可見早期人類也相信音樂能夠影響身體與心靈的健康。到了十八世紀，第一篇論述音樂治療的文章刊載出來，這也表示，人們那時已經非常重視音樂對身心帶來的益處。可見，音樂治療並非「現代人」的專屬需要，各個時代的人們，都曾留意到音樂對人們身心靈的影響。我們認為比較好的解釋，可以說是因為現代醫療及文明的進步，讓人們開始思考更多與自己切身相關的問題。當然，現代人的生活忙忙碌碌，在工作、家庭、人際，甚至育兒的多重責任下，身心都承受著極大的壓力，當這些壓力持續累積而無紓解的管道時，久而久之甚至會導致疾病的產生，因此格外需要考慮音樂治療的相關問題。

音樂，一直以來與人們非常貼近。音樂除了旋律以外，也包含節奏，我們的心跳聲、呼吸聲等，都有著規律的節奏，所以從人天生的生理結構來看，就已經跟音樂有著相當密切的聯繫。我們的身心，會因為不同的音樂而產生相應的改變。例如：當聽到急促的敲鼓聲，心跳就會不由自主地加速，有緊張的感受。也可能在聽到輕快的舞曲節奏時，手或腳會自然而然地輕輕拍打，身體甚至會不由自主地跟著音樂擺動起來。音樂，可以改變氛圍、消除緊張感、轉變心情、提升注意力，這是不須藥物就可以達到的效果。除此之外，音樂存在於你我生活行動的各個角落，例如：進出便利商店時，玻璃門開關的音樂聲、捷運到站的提醒音樂聲、幾乎人手一機的手機電話鈴聲等。由於音樂如此自然地貼近我們的生活，與我們本身息息相關，使用它來當作治療的介入方法，除了讓人們感到舒服外，也帶給人們一些意想不到的效益。

音樂治療，從剛出生的新生兒一直到年紀老邁的長者身上，之所以都適合應用，其中一個很重要的因素是其「彈性」。因為作為媒介的音樂是有彈性的，所以讓音樂治療較容易被放到不同族群來使用。兒童的音樂治療所使用的是適合兒童的音樂、音樂治療介入法及活動方式，例如會使用較多的兒歌及較簡單的音樂遊戲。青少年時期會採用青少年喜愛的流行音樂為主，包含各種音樂形式，所採用的活動也會以適合青少年為主，不再是像做兒童時的簡單活動。在帶領成人的音樂治療課程時，一樣會採用適合此族群的音樂，活動方式及說話的口吻也會有所調整和改變。至於應用在長者身上，找到長者們年輕時候的音樂回憶是很重要的，因此也會因為是長者的課程，改變成適合長者需要的方式。當然，有很多認知功能較差的青少年及成人，我們所使用的方式又會有些許不同，例如：在認知較弱的團體做音樂治療，在歌詞討論上會選擇較為簡單的歌曲，也會評估團體是否適合這樣的音樂活動。因此，音樂治療的多元變化性及彈性，讓個案在課程中能夠有良好的吸收。另外，音樂治療屬於非侵入性治療，課程多元性以及豐富的樂器特色，讓個案覺得進入到音樂治療室像是進到一個遊樂場，心理壓力減少了，個案的接收度便提高，療程的介入也就更順利。

Q3

音樂治療是不是一種醫療行為？我國法律允許嗎？（臺灣有音樂治療的執照嗎？）

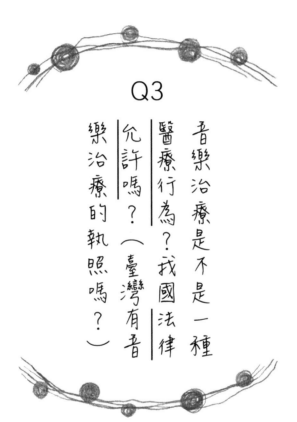

剛開始讀音樂治療課程的時候，家中長輩曾經詢問過：「音樂治療可以治療什麼？診療的對象是哪些人呢？家裡是不是出了一位真正的醫師？」

音樂治療到底算不算是一種醫療行為呢？首先，我們可以定義一下：何謂「醫療行為」？根據臺灣衛生福利部所定義的醫療行為：「係為指凡以治療、矯正或預防人體疾病、傷害、殘缺為目的，所為的診察、診斷及治療；或基於診察、診斷結果，以治療為目的，所為的處方、用藥、施術或處置等行為的全部或一部的總稱。」在臺灣，音樂治療尚未納入國家考試，因此在很多地方是不能稱之為「治療」的，因此音樂治療在臺灣還不能算是一種醫療行為喔！

在澳洲，音樂治療已經被編制在醫療體系當中，並且也認定音樂治療是一種醫療行為；在英國，音樂治療是在國家健康服務（National Health Service）裡的；在美國，則會因為各州的法律不同來定義是否為醫療行為喔！

音樂治療最基本可分為兩大類，一是生理上的，一是心理上的。族群則大致上分為四大類：兒童、青少年、成人及長者。

兒童部分又分為早期療育、一般兒童發展、小學資源及特殊教育、霸凌及高風險家庭等等，針對兒童的不同需求來進行課程，例如：很多媽媽告訴我們，她們的孩子實在很難專心完成一件事，學習效果不大好。這時候，進行音樂治療，便可幫助這類缺乏專注力的孩子提升學習能力。另外，由於生育率下降，少子化所致，很多孩子都是獨生子女，很需要加強同儕間的互動，音樂治療也能夠幫助個案加強適當的社會互動。再舉個例子來說，有些孩子對於情緒變化的前因後果，或者情緒與表情的配對搭不起來，例如：不知道笑臉代表開心、流眼淚代表難過等等。進行音樂治療，也能幫助孩子理解情緒以及表達自己的情緒。此外，音樂治療的功能還包含：增進自信心、促進自我表達能力和情緒管理等等。

青少年及成人也包含不同的身心障礙族群，與治療兒童所面對的狀況差不多，但此項目中增加了其他以心理為主的範圍，例如：紓壓、自我覺察、情緒管理等等。在長者的部分，音樂治療服務很多中風及失智症患者，利用音樂幫助中風患者做肢體復健、幫助失智症的長輩參與社會互動及懷舊記憶等。

當然，音樂治療也有助於提升樂齡者退休後的生活品質，包含重新找到生活重心、情緒上的抒發等等，甚至高齡者的臨終服務也是音樂治療服務的項目。透過音樂治療的繼續發展和普及，我們期望所有人都能藉以提升生活品質，無論是生理上的或者心理上的。

在臺灣，音樂治療雖然還未能像語言治療、職能治療、物理治療以及心理師那樣，藉著通過國家考試的認證，被視為一種正規的醫療行為，但可喜的是，社會局是認可音樂治療的喔！

Q4

音樂治療的過程是什麼？就像上一堂音樂課嗎？

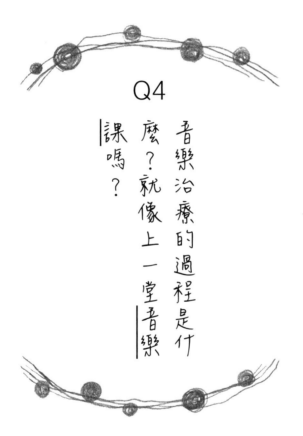

治療課程的進行一般會經由其他專業的轉介、個案本身或是家屬主動尋求，大致需要以下流程：轉介、評估、與個案及家屬溝通後設立目標與設計課程活動、進行課程、每三到六個月需回顧目標有無達成並重新擬定目標。

課程裡的活動大都是由音樂治療師親自設計，會有敲打樂器、歌唱、律動、合奏等。以早期療育來說，治療師會以遊戲為主題來提升個案的功能發展與互動。但若是青少年、成人、樂齡者的互動模式就會不同囉！就像上一題所提過的，因為音樂治療所具有的彈性特質，針對不同族群的個別差異，治療師會為個案量身訂製適合的療程和內容，運用不同的音樂與活動介入來進行治療。音樂治療的課程大致可分為以下幾個階段：

音樂治療課程

階段	方式	內容
第一階段	轉介、自我引薦	專業醫療人士填寫轉介單給音樂治療單位，或是自我尋找音樂治療單位。

音樂治療課程

階段	方式	內容
第二階段	評估／設立目標	音樂治療師在正式上課前，須進行評估，觀測個案的功能狀況與個案家屬／其他治療師／社工／輔導員／老師溝通討論，共同設立目標。
第三階段	進行課程	治療師設計課程活動，並開始執行課程，一般來說會規劃三到六個月的治療課程。
第四階段	同整評量	音樂治療師會定期評量個案的目標以及功能回應是否有達成。若有達成會重新擬定新目標，繼續課程。在治療師、家屬以及個案共同達成協議後，也有可能會選擇終止課程。須特別注意的事項：治療師通常需要三到四次的課程來進行結案程序，無預警的停課帶來的負面影響在心理層面是：半途而廢、莫名奇妙、不安全感。就好比上學有學期制，學生們清楚知道什麼時候學期結束、什麼時候換年級換老師，學生們可以為這個變動預先做好心理準備。

註：課程的進行會有影像或是紙本紀錄，讓治療師在統整評量時據此觀看個案的成長。

孩童的音樂律動課程真的越來越多，有時會很難區分音樂治療跟音樂律動有什麼不一樣。大致來說，培養音樂治療師與音樂律動老師的方式有很大不同，雖然兩者都需要具備音樂背景；但音樂治療的訓練過程還需要理解人體的生理與心理功能、關於醫療病理的診斷以及神經心理方面的成長與症狀，需要是音樂本科系畢業或是擁有一定程度的音樂理論與技巧背景，才能學習音樂治療。至於音樂律動比較著重孩童整體生理發展，不同派別和系統有各自不同的訓練方法。

在課程執行上，音樂律動比較偏重團體課程，而且會有固定性的教材跟音樂ＣＤ，目標導向也是以孩童的年齡整體發展為主。然而，音樂治療卻是個案導向，活動設計是由音樂治療師依據個案的狀況與特質來引導與執行，沒有固定的教材課本或是音樂ＣＤ。可以是個別或是團體進行，目標的設定都是使用音樂為媒介來引導、協助、增加個案的功能發展，例如：口語表達、社交互動、溝通、肢體協調等。音樂律動課程一般需要準備較多教材，例如球、圍巾、呼拉圈等；音樂治療課程的器材，想當然耳，樂器會比較多。參看下圖，更清楚讀者瞭解音樂治療與音樂律動的不同。

	音樂治療	音樂律動
帶領者	受過專業音樂治療學士／碩士／博士課程訓練並且有證照的音樂治療師。	受過系統培訓的老師（坊間有很多音樂律動系統，每個系統幾乎都有培訓方式）。
執行模式	個別或是團體（依治療師評估與家屬討論後決定）。	大都以團體為主。
目標	個別化目標，在評估後擬定。例如：小花三歲沒有任何口語，這時治療師的目標會是：「使用歌唱活動『阿阿依依』來誘發小花模仿聲音功能與動機。」	整體性目標，以課程年齡層生理。發展為主。例如：三歲團體班級：使用音樂與球方式來增加孩童團體專注力與配合度。
教材	以樂器為主，沒有固定的課本或CD。	有固定的教材、教具（有些有課本跟CD）。
對象	一般孩童、特殊孩童、其他（專注力、情緒障礙、團體適應障礙）。	一般孩童。

除了與音樂律動課程有所差別，音樂治療與音樂教育也不盡相同，兩者最大的不同點在於課程設計所要達成的目標。音樂教育的主要目標是教導學生學會一項跟音樂相關的音樂技能，音樂治療則是藉由音樂為媒介，達到個案所需要的其他目的。舉例來說：在音樂教育中，指導一個合唱團所需要要求的項目包含音色、音準、音樂性、聲音協調性等，這些項目都屬於音樂技巧；但在音樂治療中所指導的合唱團，則是透過合唱這件事達到其他目的，例如促進人與人的社會互動、提升自信心、加強與他人的溝通能力等。因為目的性的不同，在課程的執行上也就會跟著不同了。

Q5

音樂治療要配合吃藥嗎？

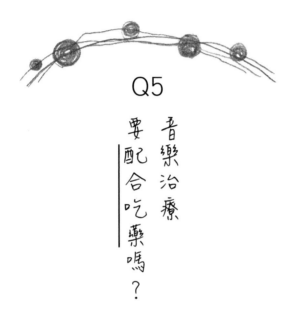

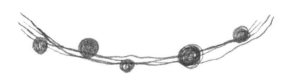

呵呵，是指吃藥丸嗎？我們的確經常被問到這一類問題。音樂治療屬於表達性藝術治療的一種，也是非侵入性的治療方式，不需要打針、吃藥。它是幫助那些因為生理狀況或心理精神狀況而產生外衍行為和情緒的個案；例如：發展遲緩、情緒障礙、失智症等。一般吃藥是指侵入性行為，因為服用藥物所產生的作用而改變人的生理狀況，例如頭痛吃止痛藥就不痛了，這兩者是很不同的。音樂治療課程是不服用任何藥物的，而音樂治療師也沒有權利開藥給個案使用，我國法律規定只有合法醫師才可以開藥喔。如果是個案的生理及心理狀況需要服藥，就交給醫師處理，音樂治療師只須配合觀察用藥反應。

不過，這讓我們想到另一個把「音樂」當成藥物的迷思——很多人有個觀念就是「音樂處方箋」，例如我們的朋友們有時就會開玩笑地問說：「可不可以開一個歌單給我們呀，三餐飯後聽三十分鐘，然後過一週再來『換藥』（換歌單）。」或說什麼進行音樂治療也許頭疼就會消失、心情會變開朗，甚至小孩就會變聰明、變穩定。目前坊間就常聽到這類宣傳，說什麼聽這樣的音樂會治失眠、聽那樣的音樂會改善憂鬱等。這些噱頭讓人誤以為聽音樂就是用藥——心靈的藥。甚至，還真的有個案打電話來詢問課程，直截了當地問說：「我要聽什麼音樂心情才會穩定呢？」接到這樣的電話通常會讓音樂治療師哭笑不得。其實，音樂治療最注重的是「互動」，治療師跟個案間的互動。聆聽音樂，嚴格上說起來只是生理與心理對於音樂的回饋與反應，獨自聆賞音樂絕對不能算是音樂治療，也不是使用心靈藥物。這點真的要釐清喔！

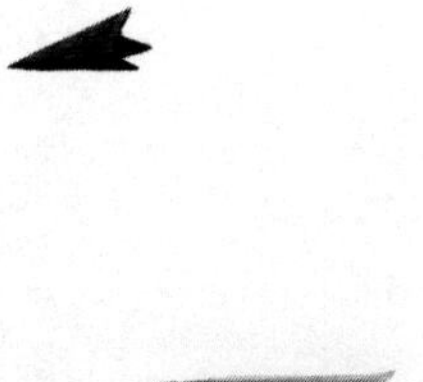

Q6

音樂治療要花很長時間嗎？

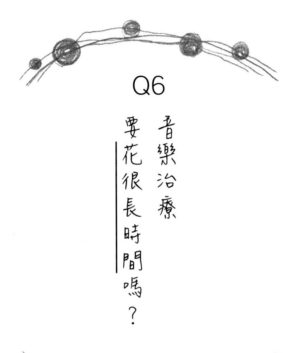

音樂治療的長度沒有一定的規定，主要是由治療師依照個案狀況來決定。家屬經常會有一個疑問：他們希望來上音樂治療可以在短短的一兩次即看到成效，無論是在孩子或者成人身上，大家都希望這是個速成的課程。然而，音樂治療其實是需要時間的，因為我們是與「人」工作，而每個個案的關係建立與配合程度是需要時間的培養與催化的。一般來說，療程可分為三到十二個月的短期療程，或十二個月以上的長期療程。治療師會評估個案的狀況後，設計與安排合適的療程長度與課程方式，課程方式分為：個別課程或團體課程。每三到六個月會重新評估一次個案的進步狀況，決定是否繼續或終止療程。上課時間大致為每週一次，一次三十至五十分鐘。

Q7

在家聽音樂也是一種音樂治療嗎？

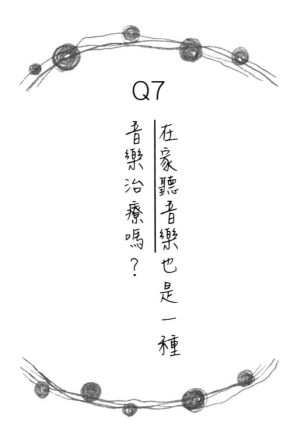

哇！如果可以這樣的話，那大家都是音樂治療師了。在家裡自己聽音樂是很好的消遣娛樂，又可以陶冶身心，但這稱不上是音樂治療喔。這就像當我們心情不好的時候，會跟身旁的朋友傾訴，常常在訴苦完畢後，發現心情好了許多，難道這也可以稱為心理諮商嗎？當然不算！相同的道理，當我們在家自行聽音樂之後，感覺到情緒的轉變，也不能稱作是在做音樂治療喔！

音樂治療注重的是互動，尤其是治療師與個案間的關係。在家自己聆聽音樂的活動，比較會被歸屬在「音樂與生理回饋」的部分，遠不能說是在進行音樂治療課程。就算是音樂治療師給予的建議歌單在家聆聽，也只能說是聽音樂的影響，不是音樂治療。音樂治療一定要有「音樂治療師」在場帶領下才能定義為音樂治療課程。

PART B

傾聽，請聽！

Q1

什麼年齡層的人特別需要音樂治療？

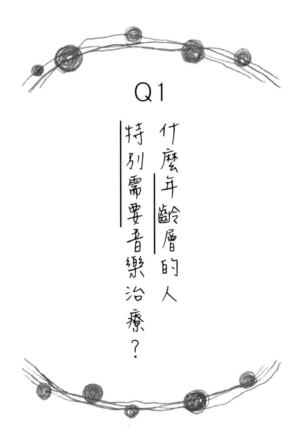

音樂治療適合所有年齡層，並沒有哪個年齡層「特別」需要這樣的治療。若是就需求面向來探討的話，早期療育、特殊教育較常使用音樂治療，近年來樂齡者、成人身心障礙及安寧照顧族群也開始嘗試這個治療方式。並且有很不錯的成效。此外，還有提供給一般大眾領域的課程，例如親子互動團體以及放鬆紓壓的課程。親子互動團體幫助家庭成員跟寶寶建立良好的互動關係，除了促進家庭的融洽和諧外，也幫助寶寶的各項能力發展。放鬆紓壓則是每個現代人都需要的，練習如何幫助自己排解舒緩壓力，不僅可以預防各種身心疾病，也能幫助有更好的工作表現。

音樂治療是非常個人化的一種治療法，首先，音樂治療師會進行評估，透過談話和互動瞭解個案的背景、歷史、各種喜好（主要為音樂）、困擾、需求、期待等等。如果個案沒有自己表達的能力時，則請家屬／主要照顧者或是社工代為回答。治療師在評估後為個案設計專屬於他／她個人的治療計畫。計畫中會針對個案現階段的狀況和需求設定長程和短程目標。在治療過程中，隨著個案的變化以及和治療師的關係建立，治療師會視情況修改之前設定的目標。因此，不同年紀、不同背景、不同需求、不同身心狀況的人，只要本身對音樂沒有過度負面的反應，都能接受音樂治療。目前音樂治療主要有下列服務族群：新生兒、親子團體體、早期療育、學齡兒童（一般生、資源班學生、特教生）、青少年、高風險、情緒／社交／行為／學習困擾或障礙、精神疾病、戒毒酒癮、放鬆紓壓、腦傷、中瘋、銀髮族、失智症、疼痛控制、臨終安寧，以及個案的親屬支持團體。

音樂治療的進行以音樂活動為主（諸如唱歌、歌曲創作、歌曲分享、樂器敲打、肢體放鬆等）有時會加入相關藝術活動為主（諸如繪畫、手作、戲劇、肢體律動等）。有時可能會視個案的偏好或需求加入其他元素或主題，例如電影或是生活情境。

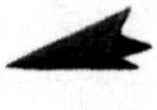

Q2

正常健康的人
也需要音樂治療嗎？

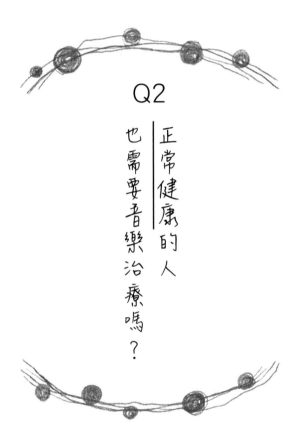

身心健康的人也可以做音樂治療。我們也常收到大專院校、企業團體、家長支持性團體的邀約，這些團體的需求與一般大眾所認為會接受「治療」的特殊族群略有不同，他們多半是想要提升心靈成長、自我探索或是放鬆紓壓。課程的安排可能會使用感受性音樂治療法例如音樂引導想像（GIM）來做帶領主軸，藉由課程慢慢帶領並更深入個案的內心狀態。然而，音樂治療還是得回歸到每個個案的個別狀況，必須先由治療師評估診斷溝通後才會設計適合的活動與目標。

以大專院校的邀約而言，學生輔導中心會定期替大學生舉辦自我探索以及放鬆紓壓的課程，讓學生們有機會透過音樂治療的帶領，學習與自己對話，抒發自己長期累積壓抑的負面情緒，在繁忙的課業當中有個機會喘息；此外，也能透過這樣的團體治療模式，學習人際互動以及溝通的技巧，透過自我的展現來增加自信心。

除此之外，對於很多身心障礙病患的照顧者而言，照顧身心障礙的家屬無疑是一種壓力，要讓照顧者保持在良好的身心狀態下，音樂治療也會針對家屬做支持性團體，讓家屬們充分獲得休息及支持，當家屬們把自己照顧好的同時，也能夠繼續照顧身邊的人。

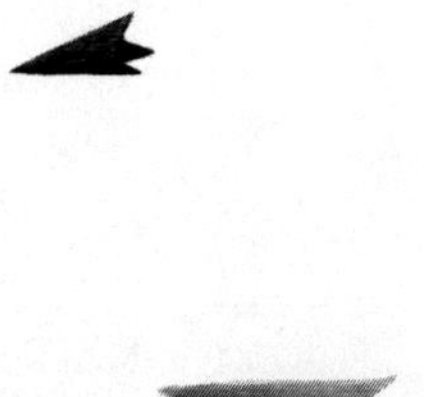

Q3

音樂適合治療精神障礙嗎？

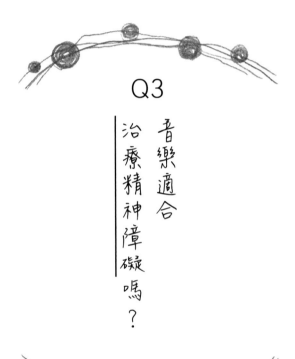

在個案不過度排斥音樂的情形下，音樂治療是可以服務精神障礙的。只是，在臺灣若是要長期介入，則需要臨床心理治療師的執照。我們所服務的精神障礙團體是以短期計畫（八到十二週）或工作坊為主，面對的個案也都是症狀已被穩定控制的病患。至於在活動的擇選方面，則會以直接性回應為主，例如節奏模仿或是打拍子。我們會盡量避免感受性音樂治療方式，也就是聆聽冥想的活動。當然，每個個案的狀況不同，還是需要治療師的評估後才能更準確地明瞭目標、方向與使用的方式。

Q4

音樂治療可以改善憂鬱症嗎？

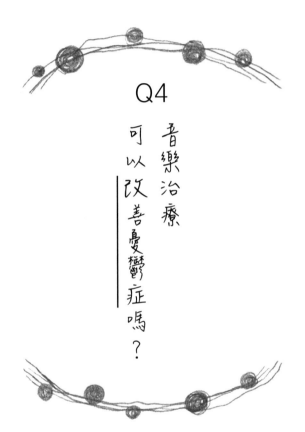

當然可以，音樂治療可以幫助憂鬱症病患減輕症狀，並且帶來正面的影響。憂鬱症可能出現下列症狀：

一、情緒持續悲傷、焦躁或空虛。
二、感到絕望或悲觀。
三、感覺內疚、一無是處或無助。
四、對於以前喜歡的活動失去興趣或樂趣。
五、精力減退，感覺疲乏或變得「遲緩」。
六、注意力難以集中、健忘、優柔寡斷。
七、失眠、早醒或是嗜睡。
八、食慾和（或）體重下降，或是暴飲暴食和體重增加。
九、有死亡或是自殺的想法，或意圖自殺。
十、不安或易怒。

憂鬱症通常會干擾到日常生活，也影響到病患身邊的人，其起初的症狀也許不明顯，等到被注意到時已經比較嚴重了。在網路上有些憂鬱量表網頁提供大家做簡單的自我檢測（例如董氏基金會），可提供有需要的人自我檢測；如果真的察覺有異狀，必須趕快尋求專業精神科醫師協助，以免延誤病情。

關於音樂治療與憂鬱症，在醫學臨床上已經證實聆聽音樂可以增加神經傳導物質——腦內啡的分泌，但如何讓被動的聆聽音樂之效果延續以及起更大作用，就必須有專業的音樂治療師介入，單純的聆聽音樂並不是音樂治療，只是音樂讓你有被療癒的感覺。

在音樂治療過程中有許多不同介入方式，可利用歌曲討論、歌詞歌曲創作、歌詞改寫、音樂引導想像、樂器即興演奏等方式來使個案的症狀緩解，並協助個案恢復正常的生活形態。以下我們舉個實例來幫助大家更瞭解。

小江是一位就讀私立高中的女學生，剛進入高中生活很不習慣，因為以前要好的同學都就讀離家近的學校，只有她自己考上了私立高中。剛開始，小江的課業成績不盡理想，在班上也無法打入主流的小圈圈；漸漸地，她越來越不想上學，越來越沒精神，上課常常打瞌睡，常常為了一點小事情而情緒崩潰，也出現了想要自殘的念頭。輔導老師在長期輔導卻效果不彰之餘，只好將她轉介給音樂治療師。治療師替個案設計了八週的治療課程，利用歌詞討論、創作抒發情緒、音樂與影像（music and imagary）和放鬆練習來減低個案焦慮以及負向思考的強度，並察覺其內心所反射出的感受，以及面對自己脆弱的部分，並帶領個案慢慢地接受自己真實的樣貌。個案在清楚認識自己之後，漸漸地找到自己的長處，並建立起自信心，負向的情緒也就逐漸減少了。其班級導師也察覺到個案在班上更願意主動與同儕互動，情緒方面也穩定許多，上課狀況以及課業表現也都有所提升。

以上是其中一位個案的分享。事實上，每位音樂治療師都會根據個案的不同狀況而調整治療目標與內容，所以說，音樂治療並沒有一個特定的方式。有些人曾要求我們推薦某些歌曲給憂鬱症患者聽，但在還沒有與個案諮詢及評估的狀況下，治療師其實是無法給予任何人客觀建議的。每個人都是獨一無二的，適合我的並不一定適合你，只要當下聽音樂時感受舒服就可以，不必勉強自己聽別人推薦但自己卻不喜歡的音樂。

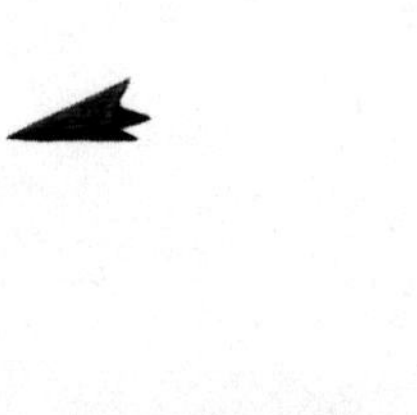

Q5

音樂治療可以改善小孩子的壞脾氣與不當行為？

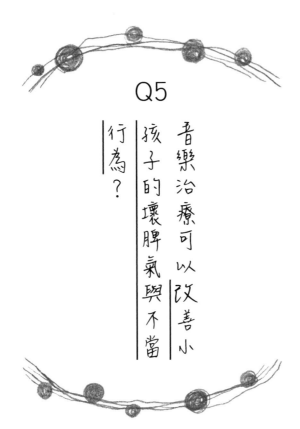

音樂治療課程的確能協助小孩情緒的穩定和增加控制能力，也就是改善「壞脾氣」。但是，以教養、教育的角度來觀察與敘說，不難發現小孩的所謂「壞脾氣」其實是主要照顧者栽種出來的果實。我們除了可以積極從事治療課程外，建議家長們也可在生活中多點原則跟對應方式，這才能更有效幫助孩子學會主動檢視自己的狀態並克制外顯的不當情緒和行為。

在國外有一派音樂與療癒的學者主張進行聆聽音樂來改善孩子的情緒，也有相當不錯的效果——因為人本來就是喜愛優美旋律與節奏的，孩子若長期接受這樣的音樂滋養，自然而然能陶治性情，情緒與脾氣也會有所改變。只是，正式的音樂治療課程是需要音樂治療師來帶領的，而在音樂治療課中，個案可以藉由不同的活動來抒發自己的情緒、發洩負面能量，同時學習在「適當」的時間用「適當」的方法來抒發跟表達。一個脾氣差的孩子必定是在表達其本身的某些情緒，而那是他自己也許無法使用語言來述說的，這時我們可以透過創作的方法讓治療師或是家長、老師明白他／她的感覺和想法。在瞭解之後，治療師能夠提供幫助，並且讓家長學習該如何從旁協助。

孩子有了適當的抒發方法和表達途徑後，老師與家長也較能適時地理解及提供幫助，進而改善孩子的情緒控制能力和穩定度。

很多孩子的問題行為，諸如挑戰師長父母權威、肢體攻擊等，都是源自於情緒問題。所以，每當治療師接到這樣的個案轉介時，都會先觀察跟確認孩子的情緒狀況跟表達方式。在我們的經驗裡，有一半以上的問題行為都是情緒所引起的，在這樣的狀況下，很多時候我們都沒有特別做問題行為的糾正或是處理，而是找出孩子的情緒問題跟癥結，然後幫助他／她找到適合的抒發表達方法，問題行為不知不覺就會慢慢消失或是得到改善。

祐祐是一個七歲的小男孩，學校老師將他轉介給我，主要因為他的問題行為，例如對師長和同學肢體攻擊，以及破壞他人物品等，這些行為已經嚴重影響到老師的上課和班級管理，也引起一些同學的家長不滿。

祐祐很喜歡音樂，因此在上我的課時通常都表現得很好，很少出現行為問題。只是漸漸地我發現，若是我沒有順著他的心意安排活動或是沒有唱他喜歡的歌，祐祐就會開始碎碎唸想說服我，或是不開心發脾氣，嚴重一點可能會摔東西或踢樂器。因此，我開始把重點放在祐祐的情緒問題上。在一次的歌曲創作中，祐祐在歌詞裡表達了對作業和試卷寫不完的焦慮，還有對成績的挫折，並且配上難過憂傷的曲調。他邊唱邊哭，我陪著他重複唱了好久，直到他發洩完情緒，把眼淚擦乾，拍拍手大聲說：「耶！訂正完了。祐祐好開心，祐祐好開心！」

透過這首歌，我感受到了祐祐的情緒，包含了難過、自責跟深深的挫折。在跟學校師長及家長溝通討論後，針對祐祐的狀況學校進了一連串的協助，幫助祐祐面對課業壓力和考試焦慮，也大大減低了他的問題行為。由此可見，他在治療課程中有得到同理與認同，自然他的問題行為就減少了。

接著，可能有些家長會問我們：「到底多久的時間才會看見成效？」說真的，我們無法明確地告訴您需要多久的時間才看得到孩子的進步，就像每個孩子學會騎兩輪腳踏車的時間長短不同，音樂治療的情形也一樣。每塊海綿吸收水分的時間與程度各不相同，每個人對於音樂治療的接受度與學習力也會影響其學習進度。此外，上課的連續性與否更是直接影響著進度，例如：孩子接受了半年的治療課程，不過期間經常請假，造成課程中斷，孩子和治療師間的關係難以建立，這些因素也都會影響學習進度。

每一個個案的症狀不同，對課程吸收的程度亦不相同。課程的初期，是個案與治療師的關係建立期，就好似孩子在學騎兩輪腳踏車前，他們必須對陪伴在旁的父母有足夠的信心，相信爸媽會隨時保護著他，得到保護、有信心後，孩子才有勇氣往下一個步驟前進——拿掉輔助輪！

在治療期間也是如此，當良好的關係建立後，課程就會正式開始。建議父母（主要照顧者）們放慢你們的腳步，將目標設定在三至六個月，並且注重與治療師間的溝通，互相配合，個案的進步速度以及成效將會更大喔。

小朋友的可塑性大都滿高的，只要定期地上課，加上父母調整自己教養孩子的方式，小暴龍們也會慢慢學習溫柔跟表達。

Q6

聽說音樂治療可以讓小孩上課更專注？

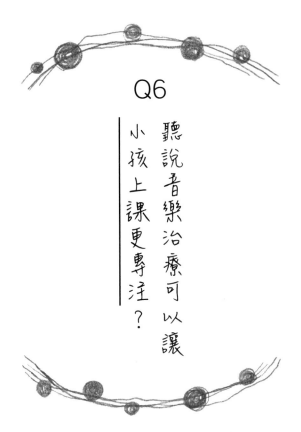

音樂治療課程的確可以引導與協助孩子們更加專注，進而影響他們在學校的學習狀況，但首先我們需要理解：什麼是專注力？「專注力是指一個個體可以不受外界干擾或是對外界刺激做過濾篩選，並且集中意志在某事物上的持續的能力。」而專注力也包括了認知、分析理解、判斷優先順序、聚焦、計畫安排反應這幾個區塊。專注力可分成：

1. 選擇性專注力（可否集中）
2. 集中性專注力（可否聚焦）
3. 持續性專注力（持續專注時間）
4. 轉換性專注力（從一件事物轉到下一件事物）
5. 分散性專注力（同時間進行兩種或以上的活動能力）

下表是不同年紀可持續專注的時間：

年紀	平均專注時間
2歲	大約7分鐘

年紀	平均專注時間
3歲	大約9分鐘
4歲	大約12分鐘
5歲	大約14分鐘
7-10歲	大約20分鐘
10-12歲	大約25分鐘
12歲以上	大約30分鐘

（參考資料：http://www.brainworksrnd.com/12lr/research_01g.htm）

我們有專注力才能有效地學習、正確地記憶思考並創造。孩童的專注力會依其年齡與發展的成熟度而改變，一般來說，年紀越大其專注持續的時段越長。然而，現代孩子的專注力都有些狀況，不少孩子甚至需要特別的幫助予以加強，這也許是因為現今是資訊快速發達的社會，而3C產品又大量生產普及，所導致的結果吧。

近年來，許多接受音樂治療課程的個案都是專注力缺陷的孩子，我們本身就有些學齡中的孩子來上課。剛開始的狀況的確很不好，既不聽指令也很有自己的主張。但是，藉由節奏性強的活動來帶領，大部分的個案在三個月左右的課程之後，持續專注力都有明顯的提升。而這也漸漸地影響到孩子在學校學習的狀態，很多家長的回應都是正向的。

根據金珍娜（Jinah Kim）、湯尼・魏格潤（Tony Wigram）、克里斯丁娜・歌爾德（Christian Gold）的研究指出，學齡前兒童經過十二週，每週三十分鐘的即興音樂治療團體課程後，在專注力、非口語的社交溝通技巧以及輪流等待和眼神接觸上都有顯著的改變。米歇爾・蕾妮・雷特曼（Michelle Renee Reitman）也曾針對三到五歲自閉症孩童做了專注力的測試，總共做了八次音樂治療課程，每次三十分鐘，兩週一次，所得到的結果也是正面的，這些自閉症孩童的專注力都得到了提升。通常我們遇到這些狀況的孩子，會使用較多節奏拍打的活動，例如節奏模仿拍打、節奏記憶、即興演奏等。

針對Q5、Q6跟孩童有關的疑問，下面補充音樂治療對普通學齡前／學齡兒童的主要治療目標。在課程正式開始前，音樂治療師會先訂立治療目標，而目標的設定是根據家長／主要照顧者的會談、個案轉介資料和音樂治療的評估結果而訂。

一、溝通能力：口語／非口語的表達和接收，非口語包含肢體動作和臉部表情。

二、感官刺激大腦發展：聽覺、視覺、觸覺及肢體動作的發展聯結，各類感官的刺激發展、協調和敏銳度提升。促進平衡感、大小肢體控制。

三、認知能力：視覺空間能力、分析能力、數學能力、創造力、專注力、記憶力。

四、社會互動能力：人際互動技巧、建立正向關係。

五、情緒抒發和穩定：培養自信心、適當的情緒抒發、強化抗壓性、減低焦慮。

六、行為／衝動控制：衝動控制、常規／規範的培養和建立。

Q7

不會彈奏樂器也可以進行音樂治療嗎？

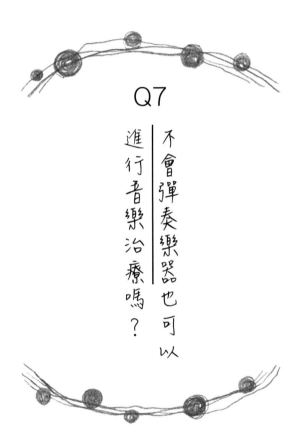

是的，不會任何樂器也可以上音樂治療課。其實，上音樂治療不需要有任何樂器技巧，我們重視的是活動的過程跟經驗。音樂治療與音樂教育的不同，在於音樂治療注重的是非音樂性的功能發展，包括口語表達、肢體協調、認知理解、情緒、社交、溝通等；音樂教育則著重在於音樂性的發展，專研樂器彈奏技巧與樂理。在上治療課程時，除非個案本身有興趣，而音樂治療師也評估教導樂器彈奏是為了某個特定的目的（提升專注力或是自信心），那我們就會把樂器彈奏納入在課程裡面。

音樂治療課程並不是坊間的音樂課，所以不會刻意教導某一種樂器。但是，我們的有些個案在課程裡開始彈奏烏克麗麗或是跟我們一起打爵士鼓，是因為音樂治療師評估樂器教導來訓練能提升以下功能：專注力、眼手協調、溝通互動。然而，教導樂器並不是音樂治療課程的主要目標，所以我們也不會像音樂教育那般去要求音準或是嚴格的指法。如果音樂治療師有進行樂器教導，那一定是跟某些治療目標有關係，才會設計這樣的互動方式。

此外，我們也常被問到：「如果五音不全，是否能上音樂治療課？」當然可以囉。但是，不保證上了音樂治療課，唱歌就會變好聽，或是變成蕭敬騰喔！因為音樂治療重視的是治療師跟個案的互動，還有活動中的歷程跟經驗，治療師不會去評判成品（歌唱或演奏的曲子）的好壞，也可以說，我們看的角度不是音準不準、有沒有破音、音色好不好聽等。音樂治療師重視的是，個案是否開心滿足，是否達到了我們為他／她所設定的目標。當然，如果我們設定的其中一個目標是跟唱歌技巧有關，例如改善唱歌／說話時的呼吸運用，那麼經過一段時間的治療訓練後，個案的歌聲應該會有一定的改變。

萬萬是個帥氣的十歲小男孩。他一開始上課時很不喜歡唱歌，常常拒絕跟我一起唱歌，因為在學校唱歌時常常走調而被同學嘲笑。在建立了互信的關係後，我們一起做了一首跟露營有關的歌，這是萬萬某一次家庭旅行的行程。曲子完成後我邀請他跟我一起邊彈邊唱，並且加入木魚和鼓的伴奏，萬萬唱得很開心、很投入。雖然曲子短短的，我們唱的也絕對沒有蕭敬騰的好聽，但透過創作，萬萬跟我分享了這個他很喜歡的家庭旅行經驗，對於能擁有「我們的歌」也覺得很有成就感。重要的是，他不排斥唱歌了，即使他還是三不五時唱走音。

結果，雖然他並沒有因為上了音樂治療課而使得音感或歌聲進步多少，卻大大提升了自信心，並且勇於嘗試新事物和克服困難。這個，才是音樂治療師注重的部分。

Q8

聽說音樂治療特別適合失智症的長者？

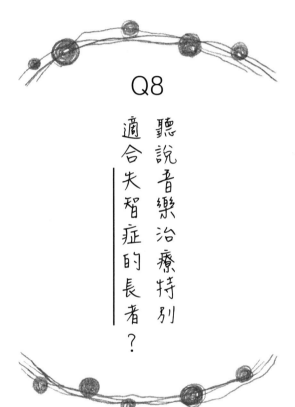

適合失智症長者的課程有很多種，音樂治療也是其中之一。失智症長者的記憶逐漸喪失，不過對孩童或是青少年時期的記憶卻比較深刻，透過音樂治療的課程，可以帶領長者找出埋藏在深處的記憶；透過歌曲的歌唱，可從歌詞中開啟記憶的聯結開關，引導長者做分享，也連帶地增進了人與人之間的社會互動。音樂治療是一種非侵入性的方式，在自然且舒適的音樂氛圍中，失智症長者會覺得參加音樂治療課程像是去參加一場同樂會，而不是「要出門去上課，且要被訓練」的感受；因此，失智症長者對音樂治療的接受度會相對提高。

然而，常常有人會誤解失智症長者的音樂治療課程和坊間看到的團康活動是一樣的。所以，要特別在這裡向讀者釐清一下，其實兩者是非常不一樣的喔！

音樂治療和團康活動或許有時進行的是同樣或是類似的活動，但這兩者有著根本上的不同：音樂治療體是以「治療」為目的，包括改善肢體動作、增加口語表達、促進社交互動等；團康活動則是以娛樂、打破成員隔閡、促進團體氣氛為其主要的目標。

舉個常見的例子，不管是音樂治療課或是團康活動，都常常運用「唱歌」這類活動。那這兩項的差別到底在哪裡呢？團康活動使用的大都是伴唱機或是放伴唱帶，無論團體成員的人數多寡或是功能狀況如何，都是讓大家跟著一起唱；然而，音樂治療則是現場用吉他或鍵盤樂器伴奏，這樣可以根據成員的功能狀況進行速度跟音高的調整，讓成員不會跟不上樂曲速度或是音太高唱不上去，同時也可以視情況進行分組輪唱或是接唱，有彈性地修改活動，讓活動更符合團體的需求和目標。

除此之外，活動設計／執行者的教育訓練、實際臨床經驗以及取得執照後的CPD（Continuing Professional Development，持續專業進修）都有很大的差異（表一）。按照活動社計背後的目標／原因／理論基礎之不同、活動的進行方式之不同，以及提供的音樂選擇差異，在表二詳細列出音樂治療和團康活動的差異。

表一　音樂治療跟團康活動帶領者之間的差異

	音樂治療	團康活動
執照	有	大都沒有特殊要求
教育訓練	大多數為碩博士（美國接受學士畢業）	大都沒有特殊要求
臨床經驗	需要一定的臨床時數才能考照，之後需要維持臨床工作才能更新執照。	大都沒有特殊要求
繼續教育訓練要求（CPD）	有，視發照國家有不同要求。每一至四年需要更新執照。更新時需要檢視是否達到CPD的標準，若沒達到執照會被取消，或是暫停，等達到要求後執照才會被恢復。	大都沒有特殊要求

表二　音樂治療跟團康活動差異

	音樂治療	團康活動
目標	包含幫助肢體復健、促進人際互動、穩定情緒、記憶重整跟恢復、減低焦慮和壓力、非藥物的疼痛控制、提升生活品質	增進團體凝聚、情感交流、人際互動
活動進行	靈活有彈性，可視不同團體的狀況隨時修改	有一定的活動進行模式和規則
音樂	錄製音樂跟現場音樂綜合	大都為錄製音樂

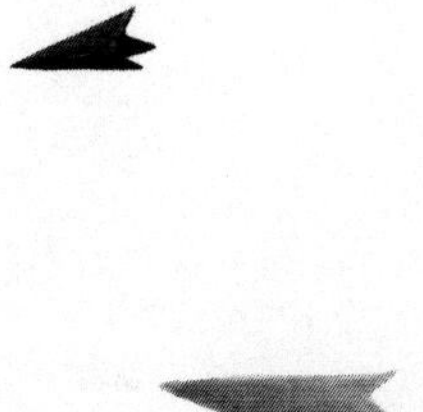

Q9

音樂治療可以治癒失智症是真的嗎？

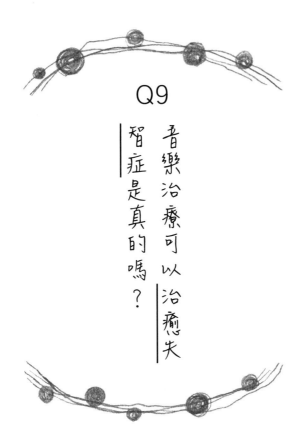

關於失智症，全球仍**在持續地研**究跟探討中，尤其是在治療方式跟藥物使用上。根據研究，目前大多數的失智症是無法被治癒的，但隨著研究跟科技的進步，或許未來能有新的突破和發現。

我們帶的失智症團體中，有些成員能力很好，可以自己行走、跟治療師聊天，活動的參與也非常踴躍。有些成員需要比較多的提示和協助，有些則是幾乎已經不大跟人說話了，對身旁發生的事情也不大有反應。對於最後一種狀況的成員，音樂是很好的「鑰匙」，幫助他們跟外界連接。他們雖然已經不大跟人說話了，對音樂卻很神奇地有所反應，會跟著唱歌，有的時候身體也會隨著音樂擺動。狀況好的時候，唱完歌我們還可以東拉西扯聊聊其他話題，例如他／她小時候發生的事，或是跟另一半的故事。藉由唱歌和之後的聊天討論，他／她不再是孤島，我們開啟了他／她的回憶，進行談話，有了社交互動，也提升了他／她的生活品質。

馬克在療養院已經住了七年之久，罹患失智症之前，他曾是個極其熱愛音樂與跳舞的人。如今的他，卻鮮少與人互動、聊天，甚至在空間的移動上也需要護理人員的幫助，常常低垂著頭睡覺，了無生趣，對於來訪的家人，辨認不出拜訪者的臉也叫不出對方的名字。有次護理人員準備了一台ipod給馬克，當耳機戴在耳朵上，音樂一播放時，馬克馬上辨認出耳機中播放的正是他所喜歡的音樂，隨後他便跟著音樂哼唱、擺動手臂，想像著自己正在跳舞。隨後在人員的訪問中，馬克告訴對方，當他聽到音樂時，他感受到世界充滿著滿滿的愛。音樂，讓馬克重新感受到活在當下的美好。

音樂治療在失智症的治療上，有幾項主要目標：減低焦慮和壓力、非藥物的疼痛控制、協助肢體復健、記憶重整跟恢復、減緩認知老化程度、穩定情緒、自尊及自信心、促進社交、增加生活品質。根據個案的狀況、不同的病期，治療師的目標有不同側重。

Q10

聽障者有可能接受音樂治療嗎？

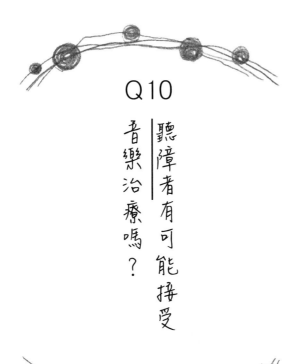

聽障生可以上音樂治療課。事實上，現在很多機構裡都有聽障生，在我們的經驗裡，他們可以跟其他學生一起上所有的課，包含音樂治療課，而且上課的表現一點也不亞於其他成員。

聽障生的聽力喪失情況是有類型跟輕重程度分別的。大多數的學生藉由助聽器還是可以聽到部分聲音，就算是幾乎完全無法聽到聲音的學生，還是可以藉由觸覺感受音樂或聲音的震動，加上治療師的肢體、臉部表情還有簡單的手語提示，他們是可以瞭解並且參與活動的。音樂治療對聽障生的治療目標主要有：增加自信心、增進溝通動機、練習發音技巧、發展聆聽技巧（專注）、利用音樂自我表達。

PART C

有關音樂治療可能會有什麼迷思？

Q1

音樂治療就是紓壓吧!?

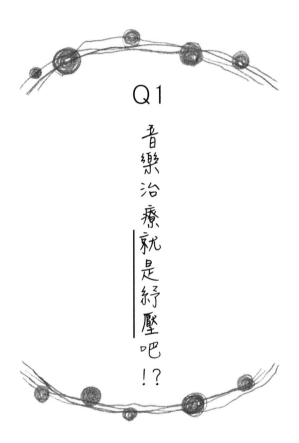

當別人聽到我們是音樂治療師時，通常會告訴我們，心情不好的時候他會聽音樂，讓自己變開心，聽音樂就會讓他心情變好；或者是，聽了音樂會讓他振奮精神，做事情的效率都變好了呢！是的，這些都沒有錯，音樂的確有著無法言喻的能力，會讓人們的心情跟著起伏波動。例如，當我們聽到悲傷的情歌時會難過，甚至會掉眼淚，聽到電影中緊張的配樂時，也會不知不覺跟著緊張起來。

然而，單純地聽音樂其實僅為音樂治療當中的一小部分。如果只是獨自在家中輕鬆地聽音樂，或者在教室裡與同學一起聽音樂，而沒有音樂治療師從旁輔導，我們也不會稱這樣的活動為音樂治療喔！音樂治療首先需要藉由評估找出個案需求，然後再針對個案需求設定目標，並且評量所用的音樂介入法是否適當；因此，單純地聆聽音樂的行為，根本無法達到我們所預期的目標及效果的。

值得一提的是，在音樂治療課程中，現場演奏的音樂也是最被音樂治療師廣為運用的。因為音樂治療師需要依照個案當下的狀況衡量怎樣的音樂及方式是適當的，所以並非只是讓個案聽聽音樂，就能夠稱為音樂治療喔！

Q2

可以自行從事音樂治療嗎？

單看這個問題，我們有兩種解釋：

第一，若不是音樂治療師就不能從事音樂治療。音樂治療是一門專業，就如施行心理治療、語言治療一般，必須受過嚴謹的專業訓練課程以及一定期間的工作實習才能開始執業。此外，音樂治療課程都需要由一位或一位以上的合格音樂治療師來帶領才能稱為音樂治療。

第二，自己聽音樂、唱歌或是演奏樂器只能算是自我的音樂放鬆、表達，而不是音樂治療喔。如果是位喜歡安靜且需要寧靜的癌症病患，我們為了改善醫院沉悶的氛圍而播放搖滾樂給病患聽，你覺得病患聽了病就會好嗎？音樂可以改變環境的氛圍、改變心情、暫時轉移病患對身體疼痛的注意力，卻無法改善病患的病情。我們要做的是，選擇病患本身也喜歡的音樂，因為聆聽喜愛的音樂可以使人心情放鬆，暫時忘卻病痛的折磨，雖然不能藉此治好他的病。當身體已經發出警訊、有症狀時，應該立即尋求專業醫師的診斷，好對症下藥並獲得改善。舒緩只是短暫的，解決病痛才是長遠之計。

Q3

讓孩子聽莫札特
真的會變聰明嗎？

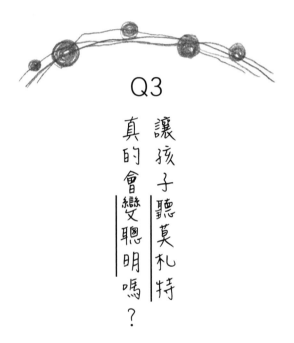

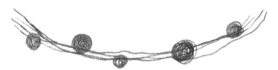

我們的確時常聽見大眾問我們這個問題：「如果從胎教就聽莫札特，小朋友長大以後是不是會變得比較聰明呢？」或者，當大家知道我們是音樂治療師時，也會很認真地說：「那你知道『莫札特效應』嗎？我都有讓我家小朋友聽莫札特喔！」我想，大概所有的音樂治療師都知道何謂「莫札特效應」，也有不少家長聽過這個論點。將心比心，為人父母的誰不希望自己的小孩贏在起跑點呢？因此，許多家長看了相關宣傳廣告及文章後，便開始聽莫札特音樂。

當然，聽音樂不是件壞事，只是，如果要將莫札特音樂當作提升孩子智力的媒介，家長們或許會希望落空吧。

相信很多人都知道，所謂的「莫札特效應」，被定義為：聆聽莫札特的音樂，能夠提升智力。「莫札特效應」的文獻在一九九三年被刊出，實驗中，讓一組大學生聆聽莫札特的《D大調雙鋼琴奏鳴曲K448》十分鐘後，請他們做圖像空間思維的測驗，結果達到平均分數提高了九分之多；但是，此能力其實在十二分鐘後便消失了。

有趣的是，這篇文章發表之後，曾經引起學術界廣大的迴響，也激勵了更多學者先後投身於相關的研究。這裡舉幾個例子來說：有幾個研究單位也曾經嘗試去做類似的實驗，卻都得不到所謂的「智力提升」的結果，其中一個研究單位認為：「莫札特效應」是否成功，也許與其使用的測驗方法有關。除此之外，有某研究單位在一九九九年做過相關研究之後下了一個結論：他們認為「利用莫札特的音樂得以提升智力」的說法缺乏足夠的證據力。因此，「莫札特效應」的迷思就此被打破了。無論結論為何，能夠讓更多學者投入音樂治療的研究，也是一件值得開心的事。所以基本上來說，莫札特音樂並非大家所想像的那麼神奇，但如果懷孕期的準媽媽們聽莫札特的音樂會帶來心情愉悅的話，那也是非常好的事呀！

Q4

音樂治療可以幫助睡眠嗎？

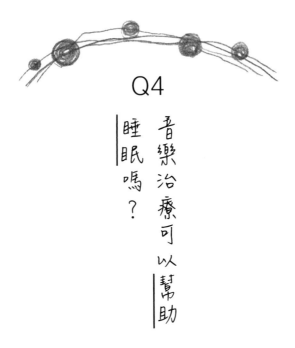

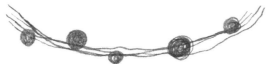

現代的文明病很多，其中一項就是失眠。身為音樂治療師的我們，也常常被問到這個問題。先前曾經提及，音樂是一種相當主觀的東西，每個人的狀況不同，喜歡的音樂也可能各不相同。不過，若真的睡不著覺，建議不要繼續躺在床上輾轉反側，不妨離開床鋪做其他的事。如果選擇聽聽音樂來紓解壓力，也建議在睡前選擇能夠讓自己放鬆的音樂，找一個舒服的沙發坐著，讓自己安靜地聽三十分鐘左右，再躺回床上安然入眠。

基本上，「聽什麼樣的音樂最好？」這個問題並沒有絕對正確的答案。總之，選擇能夠讓自己放鬆的音樂就是最好的音樂，有些人喜歡大自然的聲音，有些人喜歡輕音樂，有些人喜歡爵士樂。不過，談到有效放鬆身心的音樂，還是建議以輕音樂、旋律性簡單、樂曲起伏較小的音樂比較適合。

Q5

音樂治療是否都使用古典音樂、水晶音樂、輕音樂等音樂類型？

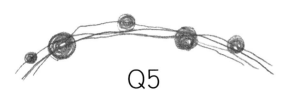

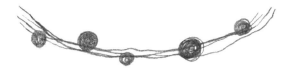

有的人覺得音樂治療只能進行放鬆式的聆聽，例如播放水晶音樂或古典音樂，這真的是一個很大的迷思。前面的問題裡已經回答過，音樂治療所注重的是「互動」，單純性地聆聽音樂其實只是音樂治療方式的其中一種手段，流行歌曲也很常被運用在音樂治療中喔。在課程中，考慮個案或團體的需要，經由評估後，由治療師與個案或團體來共同決定，在課程中大家要一起唱哪首歌，或者聆聽哪個樂曲。這主要依據課程中個案或團體的狀況與偏好來做選擇。例如：由青少年組成的團體也許就會要求聽Coldplay的歌，或是其他搖滾樂手的歌曲，治療師就會選擇此一類型的歌曲以符合他們的年紀、經驗或是想法；需要分手輔導的個案可能會想要唱辛曉琪的〈領悟〉，音樂治療師就會以歌唱的方式或是分享的方式來討論這首符合個案當時心情的歌曲。此外，我們有時也會借用流行歌曲或搖滾樂的旋律來讓個案填寫歌詞，作為音樂治療的手段。

換句話說，音樂治療使用的音樂類型是依照課程需求以及個案的偏好而做的選擇，因此其使用類型是很廣泛的。

PART D

音樂治療哪裡找？

Q1

臺灣哪些地方有提供音樂治療的服務？

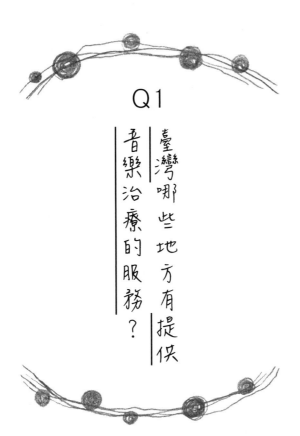

臺灣目前有滿多地方提供音樂治療的個別課程和團體課程，而根據不同類型、不同規模的機構，音樂治療會附屬在不同的部門之下。以架構最清楚簡單的治療所和工作室來說，只需要事先打電話預約音樂治療的評估，評估後若是適合就可以和音樂治療師直接進行排課，基本上不需要醫師的轉介。

醫院則稍微複雜一些，其音樂治療基本上歸屬在復健科或是安寧病房下，也有些是附屬在醫院裡的某個特別部門／中心（例如中國醫藥學院附設醫院裡的兒童醫院）。個案在接受音樂治療之前大都需要先經由醫師或是其他專業人員（例如職能、物理、語言治療師和心理師）轉介，才能進行音樂治療的評估和排課。但是，也有些醫院接受個案不經轉介直接預約音樂治療的評估和排課（例如臺北醫學大學附設醫院）。

其他各個基金會、協會、中心的音樂治療課程基本上也不需要經由醫師轉介，可以直接打電話去報名，通常是由社工負責。有些需要額外付費，有些則是包含在他們的課程裡面。需要注意的是，有時音樂治療是專案式的課程或是計畫，必須找到負責此項的人員才能得到相關訊息。

附表為臺灣目前有提供音樂治療服務的機構單位（可能有更多），在接受療程前，每個單位會有不同的規定，建議先電話詢問喔。

地區	單位
花蓮	花蓮黎明教養院
雙北	長庚醫院
	臺北榮總醫院
	臺北醫學大學附設醫院
	松德表達性藝術治療中心
	聆語言治療所
	唐氏症基金會
	私立樂山教養院
	聖文生兒童發展中心
	中華民國腦性麻痺暨大同發展中心
	天籟之音音樂中心

地區	單位
桃園	樂無休止工作室・中壢教室
	新楊梅診所
	中原大學特教中心
	良祺復健診所
新竹	張宇群職能治療所
	桃園心路基金會
臺中	中國醫藥學院附設醫院
	臺安醫院
	菁華語言治療所
	仁輔職能治療所
	語沛語言治療所
	瑪利亞社會福利基金會
	中杏基金會・世貿園區
	臺中肯納自閉症協會
	臺中視障協會
	臺中市兒童多元發展教育協會

地區	單位
	惠永兒童發展中心
	臺中家扶中心
	臺中立達啓能中心
	國立臺中啓明學校
	沙鹿 童綜合醫院
	沙鹿 光田醫院
彰化	彰化市視障者關懷協會服務
雲林	虎尾若瑟醫院
	斗六家扶中心
嘉義	嘉義聖馬爾定醫院
臺南	臺南成大醫院
高雄	高雄長庚醫院
	高雄榮總醫院
	高雄伊甸基金會
	高雄凱旋醫院
	白永恩基金會高雄分事務所
臺東	財團法人臺東基督教醫院

Q2

音樂治療有場地限制嗎？

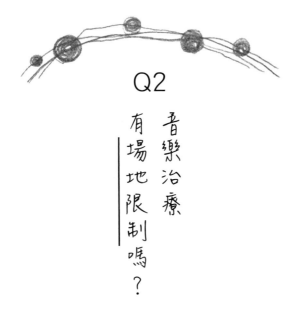

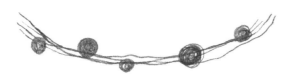

音樂治療基本上沒有場地的限制喔！就像你平常會在生活中的各種場所、角落聽到音樂一樣的自然。在場地和環境是安全的前提下，治療師可以很彈性地視場地的條件、樂器的數量和種類、個案需求和目標來設計適合的活動。若是團體治療，場地的大小則須配合團體人數的多寡，因為場地大小是否適當肯定會直接影響到治療的品質和效果。

專門設計過的音樂治療場地會考慮到教室的硬體設備（包括音響、隔音設備、錄音錄影設備、觀察室等）、樂器的種類多寡與環境的安全性（緊急呼叫鈴、地板以及牆壁是否有鋪上軟墊以預防碰撞受傷）。

Q3

音樂治療有健保給付嗎？

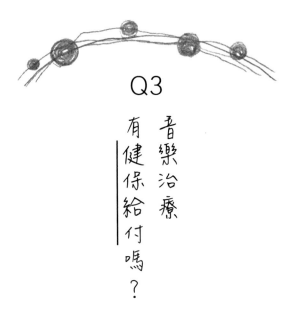

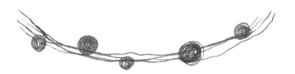

這是很多家長關心的問題，畢竟平常跑療癒課程需要不少經費，如果能多少有點補貼當然是最理想的。可惜的是，礙於目前音樂治療在臺灣尚未有國家認可的專業執照，所以現階段還不能使用健保給付。

雖然音樂治療還沒有被臺灣政府納入健保，但好消息是音樂治療可以申請補助，依個案身分以及狀況申請不同的療育補助或醫療補助，通常領有診斷證明／重大傷病卡就可以得到補助。以早療孩童來說，可以申請各縣市早期療育費用，各縣市皆有不同規定以及不同金額的補助，可以上各政府機關社會局網站瞭解詳細資料。部分機構或單位也有提供免費或是部分自費的音樂治療課程，亦可上網查詢。可以讓更多想接受音樂治療課程但可能沒有太多經費的人受惠，也是許多音樂治療師樂於見到的。

Q4

音樂治療的費用是不是很昂貴？

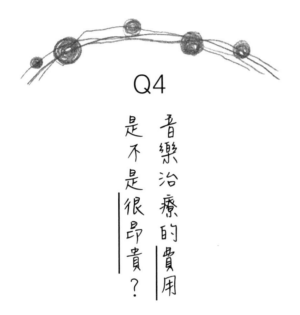

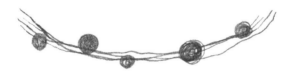

音樂治療在國外是個與其他治療（職能、語言、物理、心理）一樣被看重的專業，培育一位音樂治療師必須經過很長一段時間和金錢的投入，依投資報酬率來說，音樂治療課程相對而言其實不算昂貴。目前臺灣由於沒有健保補助之故，音樂治療課程都是自費，也沒有統一的收費標準，通常是看機構以及治療師自定的價格來收費。在音樂治療課程中，個案本身不需要準備任何器材，加上在課程前需要依個案的不同需求來準備課程內容，每堂課程結束後還會提供照顧者相關的專業諮詢及課程紀錄，相較於其他自費的治療課程而言，其實花費相差無幾。

以下，提供目前臺灣市場上大概的自費個別課程價格範圍給大家參考（團體課程因各個地方價格差異較大，請另外到相關單位查詢）：

場所	價位
醫院	半小時670-800
診所／治療所	半小時700-800
個人工作室	半小時500-800

＊須注意有些場所排課以一小時為單位。

Q5

臺灣偏遠地區有可能獲得音樂治療的服務嗎？

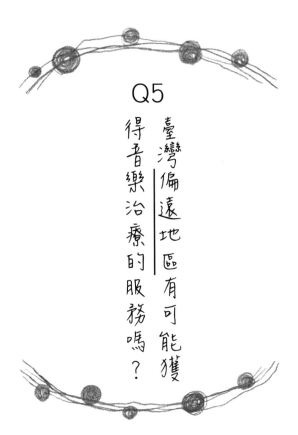

許多音樂治療師會和機構合作，到偏遠地區做方案性的音樂治療課程。可能是八到十週的計畫，或者是寒暑假密集的課程。也有民間企業或個人願意贊助長期或短期的音樂治療團體計畫，讓治療師到資源缺乏或是需要被服務的地區去進行音樂治療團體課程。由於大多數這種專案都是由個人或企業贊助，所以大部分執行的模式會以團體進行為主，盡可能服務到更多有需要的人；有些比較有彈性的專案計畫，治療師可能會利用第一次的評估來做判斷，如果覺得某些個案適合先從個別課程（一對一）開始，那麼治療師當然會依個案能得到最大效益的方式去進行課程，等到個案準備好了再加入到團體之中。

偏遠地區服務的對象有的是由贊助方指定，有的則是在治療師撰寫企畫書時就已經做好規劃，目前比較多的是服務高風險或安置／寄養的孩童、青少年，希望未來能擁有更多資源，讓更廣泛的族群——包括長者及身心障礙者，從音樂治療的專業得益。

PART E

成為音樂治療師的學習歷程

Q1

音樂治療師一定要取得專業文憑與證照才能執業嗎？哪裡可以接受專業的訓練呢？

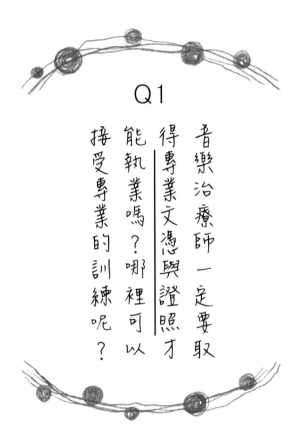

隨著音樂治療在臺灣越來越被大眾所知，也越來越多有志之士想要往音樂治療這條路走，不論是去演講或者帶工作坊，參與者最想瞭解的也常是如何取得文憑成為一位音樂治療師。成為一位音樂治療師必須經過完整的訓練，在臺灣雖然已有許多大學和機構開設相關課程，但都只是一兩門或者幾十個小時的研習課程而已，並非正式的音樂治療學位的訓練。民國九十三學年度到九十六年度國立臺南藝術大學應用音樂學系曾招收音樂治療組。臺灣目前沒有音樂治療學系，但有些學校已嘗試在發展相關課程。在臺灣的音樂治療師，大都是從國外取得學位以及證照後歸國的執業者。

想要取得音樂治療師的文憑和證照可不是件簡單的事情，必須要投入不少時間以及金錢才能夠達成。想要獲得音樂治療師的文憑，必須在各國音樂治療協會核可的學校研修完完整的學業（每個學校所要求的科目會因學派而有所不同，各個學派則因學校及教授的取向而有差異），包含理論基礎、臨床技巧、實習還有基本音樂技巧能力後，取得畢業證書；音樂治療師的證照則是依照各國不同要求，通過相關考試取得的。

如同前面所說，音樂治療有許多不同學派，每個學派有自己的特點以及專精之處（例如諾朵夫—羅賓斯創作性音樂治療（Nordoff-Robbins Music Therapy）非常重視鋼琴的音樂即興創作；心理動力音樂治療（Psychodynamic Muisc Therapy）則重視精神分析和不同類型樂器的音樂即興能力），在接受音樂治療的訓練過程中，每個學派都會被介紹到，但課程的比重以及研修的學分內容，會因為各學校教授所屬的學派而有很大的不同。在同一個國家裡，有可能發展出不同的學派，學派的選擇非常主觀，因為每個學派是由不同理論基礎而產生，所以必須對此理論產生認同感，覺得理念一致，實行起來才不會與自己本來的信念衝突。

音樂治療在許多國家中正逐步地發展起來，越來越廣為大眾所知。除了有完整的訓練系統外，也有許多工作機會，甚至得到國家政府的認可。

以下列出目前有音樂治療系所的國家以及目前臺灣最多人前往的三個國家證照取得方式和目前現況，提供大家參考。

有音樂治療科系的國家：

亞洲：日本、韓國、中國大陸、泰國

歐洲：英國、德國、法國、比利時、葡萄牙、塞爾維亞、以色列、西班牙、捷克共和國、義大利、瑞典、丹麥、拉脫維亞、愛沙尼亞、荷蘭、芬蘭、挪威（http://emtc-eu.com/member-associations/）

美洲：美國、加拿大、阿根廷、巴西、委內瑞拉（https://voices.no/index.php/voices/article/view/40/24）

大洋洲：澳洲、紐西蘭

非洲：南非

證照獲取方式：

國家	證照獲取方式
美國	必須完成學業以及實習後才具有音樂治療師考試資格，將完整資料送給美國音樂治療協會後經過審查通過，方能獲得考試資格，再自行報名考試，全程筆試，通過後方能得到音樂治療師證照。

國家	證照獲取方式
澳洲	完成學業及實習後，根據學習期間的所有作業、實習內容、畢業論文進行口試，口試時也需要進行個案分析（case study）。全部完成後方可申請證照。
英國	完成學業及實習後，根據學習期間的所有作業、實習內容、畢業論文進行口試，口試時也需要進行個案分析（case study）。全部完成後方可申請證照。

國家	音樂治療發展概況
美國	美國是音樂治療的發源地，自二次世界大戰之後開始發展此專業，有著近百年的發展歷史，密西根州立大學成立了第一個音樂治療系，隨後在美國許多著名大專院校，紛紛成立了音樂治療系所。美國音樂治療協會（AMTA）有專業音樂治療師認證制度（MT-BC），但由於美國各州法令不同，音樂治療在州政府裡的界定也不同，有些州（例如加州）音樂治療師必須多研修一些額外的課程（家庭治療），才能在當地執業。而美國聯邦醫療照顧保險＊（Medicare）從1994年起，開始給付音樂治療課程。
澳洲	澳洲音樂治療協會始於1975年，並在同年開始有專業音樂治療師認證制度，經過幾次變革，成為今天的註冊音樂治療師（RMT）。1978年，墨爾本大學開始了第一屆的音樂治療學士課程，隨後許多大學也陸續設立音樂

	治療學系，澳洲保健輔助員保險有給付音樂治療課程，政府的醫療制度（Medicare）卻是無法給付的。目前音樂治療已經加入公共健康系統（Public Health Network），希望能在澳洲更廣為人知。目前在澳洲的兒童醫院都有設置音樂治療師職位，自閉症患者也可以透過HCWA（Helping Children With Autism）來申請贊助。
英國	在醫院裡使用音樂最早被記錄在二次世界大戰之後，而在1950年代由許多不同專業的人士組成了The Society for Music Therapy and Remedial Music，而後此組織演變成The British Society for Muisc Therapy，並在1968年領導在Guildhall School of Music and Drama成立了英國第一個訓練課程。現在的英國音樂治療協會（BAMT）始於1976年。在1982年音樂治療被國家健康服務（National Health Service）承認，並在1996年經國會批准開始認證註冊制度。現在在英國的合格音樂治療師都必須在國家的健康與照護專業委員會（Health and Care Professions Council）註冊。 目前全英國有七所學校提供音樂治療課程，包含英格蘭、蘇格蘭和威爾斯地區。所有課程均為碩士（MA/MSc）課程，有些學校也有博士課程。

*美國聯邦醫療照顧保險（Medicare），是美國聯邦政府為六十五歲或以上的老年人，不足六十五歲但有長期殘障的人

士或者是永久性腎臟衰竭患者提供的政府醫療保險。申請者必須是美國公民或永久居民，申請者本人或配偶已向國家繳納醫療保險稅（Medicare Tax）十年（四十個季度）以上。醫療照顧保險項目由聯邦政府管理，在各個州實行統一政策。

Q2

音樂治療相關的書籍或資料有哪些？在什麼地方可以取得？

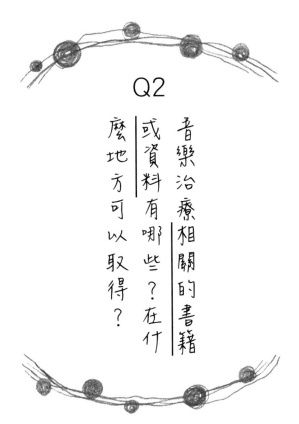

市面上相關的書籍不勝枚舉，但很多都不是音樂治療師寫的，所以要注意作者是否為音樂治療師。目前臺灣有幾位治療師的著作，也有人翻譯國外的教科書，下面推薦大家幾本實用又好讀的作品：

一、《琴鍵上的曙光》　作者：賴欣怡

二、《站在琴鍵上看日出》　作者：賴欣怡

《站在琴鍵上看日出》與《琴鍵上的曙光》同屬一位音樂治療師的作品，作者描述在澳洲與臺灣工作的情形以及與個案互動的狀況，藉由個案故事的生動敘寫，讓音樂治療課程更豐富，深入淺出的描述更讓讀者對音樂治療有更多的理解。

三、《兒童音樂治療》　作者：張乃文

本書包含音樂治療的基本概念、幼兒音樂性聽能力訓練之重要性、兒童音樂治療評估與治療技巧、個案探討以及音樂治療發展現況。

四、《從說一個繪本故事開始》　作者：廖珮岐、柯佩

岑、林婉婷
由語言治療師、藝術治療師及音樂治療師合作的工具書，利用繪本延伸出各種藝術及音樂活動，讓家長及老師們可以在平常時使用。

國外書籍推薦：

1. An Introduction to Music Therapy: Theory and Practice, 3rd Edition. by William B. Davis（Author）, Kate E. Gfeller（Author）, Michael H. Thaut （Author）, American Music Therapy Association （Editon）
本書包含音樂治療發展歷程、音樂治療基礎理論、音樂治療在不同族群上之應用以及音樂治療程式等，常被作為音樂治療入門課之教科書。
2. Musicophilia: Tales of Music and the Brain（Hardcover）by Oliver Sacks
作者利用生動的個案案例讓我們看見「音樂開啟了窺看生命及腦功能之窗」。

3. Defining Music Therapy（Paperback）

by Kenneth E. Bruscia

本書作者介紹如何定義音樂治療以及定義的發展歷程，並探討音樂治療專業當中不同面向，包含研究方法、音樂的應用、治療主要目的等，適合專業者或音樂治療學生研讀。

4. Group Music Activities for Adults with Intellectual and Developmental Disabilities（Paperback）

by Maria Ramey

本書包含許多音樂活動，作者清楚描寫各活動使用的目標、需要具備的道具以及帶領活動之方法，非常實用且淺顯易懂。

5. Handbook of Neurologic Music Therapy

by Michael H. Thaut and Volker Hoemberg

本書是腦神經學音樂治療的簡介，由創辦人親自編寫，詳細介紹此學派的基礎理論以及內容。

6. Music Consciousness: The Evolution of Guided Imagery

and Music
by Helen L. Bonny（Author）, Lisa Summer（Editor）
此書由《音樂引導想像》之作者和其學生編寫，詳細介紹音樂引導想像之發展起源以及基礎理論和內容，並加入實際案例，使讀者能更加瞭解治療過程與應用方式。

臺灣的書籍可以在網路書店上查詢，國外的書籍必須先搜尋，再看看哪些網路通路有銷售，通常在國外網站購買必須負擔國際運費，費用會比較高一些，也可以上國家書局看看有沒有書籍外借。

中華民國音樂應用發展協會也有定期發行的期刊（《悅音》）。裡面有國內外音樂治療的最新消息，有興趣的人可以寫信到協會購買。而國外也有幾個知名期刊，如Australina Journal of Music Therapy（澳洲）、British Journal of Music Therapy（英國）、Music Therapy Perspectives（美國）、Journal of music therapy（美國）、Canadian Journal of Music Therapy（加拿大）、Musiktherapeutische Umschau（德

國）、Nordic Journal of Music Therapy（北歐）

網路上也有不少音樂治療相關影片可以參考，對音樂治療的初步瞭解會有些幫助，可多利用網路搜尋。推薦一部電影《最後的嬉皮》，它敘述音樂治療如何幫助一位腦傷患者的過程。

現在網路非常發達，在Facebook社群中有許多音樂治療師有自己的粉絲專業，不僅會分享上課心得或簡單的音樂活動，也會分享國內外實用的音樂治療相關資訊，善加利用方便的網路也可以獲取許多音樂治療相關訊息。

Q3

如果想進修音樂治療，該如何找到相關的資料或洽詢哪個單位比較好？

如果想進修音樂治療可以先聯繫在地的音樂治療師，瞭解求學的狀況以及相關資訊。至於要找哪個單位，可以上各國的音樂治療協會網站或是有提供學位的學校詢問。如果是關於學校的選擇，則是非常因人而異，每個人適合的學校實在太不一樣了，有些人有經費上的考量，有些人可能考量學校所在的國家、城市，有些人考量學校排名，有些人考量不同學派、學校設立的課程以及其他資源，有些則是受限於學校申請資格。所以，必須看當事者最看重的條件是什麼來決定要申請哪些學校。就看你個人的需求在哪裡，多做功課、多查資料準沒錯。臺灣目前有許多從不同學校畢業歸國的音樂治療師，也可以直接詢問他們的實際經驗，希望每一位想要學習音樂治療的人都能找到屬於自己最理想的地方。

目前幾個音樂治療發展成功的國家——包括美國、澳洲、英國、日本、韓國等，都有音樂治療協會，可以上協會網頁看看各國所承認的學校有哪些，有了協會保證的學校以及科系會比較有保障喔！

以下附上幾個學會網址：

美國：http://www.musictherapy.org/

澳洲：http://www.austmta.org.au/

英國：http://www.bamt.org/

日本：http://www.jmta.jp/index.html

韓國：http://www.musictherapy.or.kr/aKor/

臺灣：http://www.musictherapy.org.tw

也可以來信給作者群：

賴欣怡治療師	musictherapytw@gmail.com
廖珮岐治療師	peipeimt@gmail.com
邱婷婷治療師	ttc524@gmail.com
崔　立治療師	cliotsui@gmail.com
李一萱治療師	ylee5lesley@gmail.com

樂無休止創意團隊：http://www.musictherapytw.com/

釀生活9　PD0044

聽～音樂比你想得更療癒
——音樂治療30響

作　　者	賴欣怡、廖珮岐、邱婷婷、李一萱、崔立
責任編輯	盧羿珊
圖文排版	周政緯
封面設計	蔡瑋筠

出版策劃	釀出版
製作發行	秀威資訊科技股份有限公司 114 台北市內湖區瑞光路76巷65號1樓 電話：+886-2-2796-3638　傳真：+886-2-2796-1377 服務信箱：service@showwe.com.tw http://www.showwe.com.tw
郵政劃撥	19563868　戶名：秀威資訊科技股份有限公司
展售門市	國家書店【松江門市】 104 台北市中山區松江路209號1樓 電話：+886-2-2518-0207　傳真：+886-2-2518-0778
網路訂購	秀威網路書店：http://www.bodbooks.com.tw 國家網路書店：http://www.govbooks.com.tw
法律顧問	毛國樑　律師
總 經 銷	聯合發行股份有限公司 231新北市新店區寶橋路235巷6弄6號4F 電話：+886-2-2917-8022　傳真：+886-2-2915-6275

出版日期	2017年3月　BOD一版
定　　價	200元

國家圖書館出版品預行編目

聽~音樂比你想得更療癒——音樂治療30響 / 賴欣怡
等著. -- 一版. -- 臺北市 : 釀出版, 2017.03
面； 公分. -- (釀生活 ; 9)
BOD版
ISBN 978-986-445-132-6(平裝)

1. 音樂治療

418.986 105011512

讀者回函卡

感謝您購買本書，為提升服務品質，請填妥以下資料，將讀者回函卡直接寄回或傳真本公司，收到您的寶貴意見後，我們會收藏記錄及檢討，謝謝！如您需要了解本公司最新出版書目、購書優惠或企劃活動，歡迎您上網查詢或下載相關資料：http:// www.showwe.com.tw

您購買的書名：＿＿＿＿＿＿＿＿＿＿＿＿＿＿＿＿＿＿＿＿

出生日期：＿＿＿＿年＿＿＿＿月＿＿＿＿日

學歷：□高中（含）以下　□大專　□研究所（含）以上

職業：□製造業　□金融業　□資訊業　□軍警　□傳播業　□自由業
　　　□服務業　□公務員　□教職　□學生　□家管　□其它＿＿＿

購書地點：□網路書店　□實體書店　□書展　□郵購　□贈閱　□其他

您從何得知本書的消息？

□網路書店　□實體書店　□網路搜尋　□電子報　□書訊　□雜誌
□傳播媒體　□親友推薦　□網站推薦　□部落格　□其他＿＿＿＿

您對本書的評價：（請填代號　1.非常滿意　2.滿意　3.尚可　4.再改進）

封面設計＿＿　版面編排＿＿　內容＿＿　文／譯筆＿＿　價格＿＿

讀完書後您覺得：

□很有收穫　□有收穫　□收穫不多　□沒收穫

對我們的建議：＿＿＿＿＿＿＿＿＿＿＿＿＿＿＿＿＿＿＿＿

＿＿＿＿＿＿＿＿＿＿＿＿＿＿＿＿＿＿＿＿＿＿＿＿＿＿

＿＿＿＿＿＿＿＿＿＿＿＿＿＿＿＿＿＿＿＿＿＿＿＿＿＿

＿＿＿＿＿＿＿＿＿＿＿＿＿＿＿＿＿＿＿＿＿＿＿＿＿＿

請貼
郵票

11466
台北市內湖區瑞光路 76 巷 65 號 1 樓
秀威資訊科技股份有限公司 收
BOD 數位出版事業部

（請沿線對折寄回，謝謝！）

姓　　名：＿＿＿＿＿＿＿＿＿＿＿　年齡：＿＿＿＿　性別：□女　□男

郵遞區號：□□□□□

地　　址：＿＿＿＿＿＿＿＿＿＿＿＿＿＿＿＿＿＿＿＿＿＿＿＿＿＿＿＿

聯絡電話：(日) ＿＿＿＿＿＿＿＿＿＿＿＿ (夜) ＿＿＿＿＿＿＿＿＿＿＿＿＿

E-mail：＿＿＿＿＿＿＿＿＿＿＿＿＿＿＿＿＿＿＿＿＿＿＿＿＿＿＿＿＿